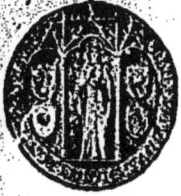

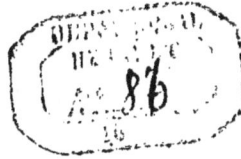

L'Atoxyl

dans le Traitement

de la Syphilis

Montpellier
Firmin, Montane et Sicardi

L'ATOXYL

DANS

LE TRAITEMENT DE LA SYPHILIS

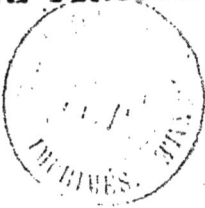

PAR

Pierre GRAGLIA

DOCTEUR EN MÉDECINE

MONTPELLIER

IMPRIMERIE FIRMIN, MONTANE et SICARDI

Rue Ferdinand-Fabre et quai du Verdanson

1907

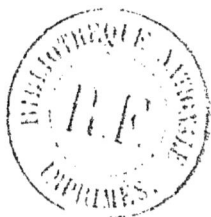

Je dédie à ma mère ce modeste travail comme un bien faible témoignage de mon affection et de ma reconnaissance.

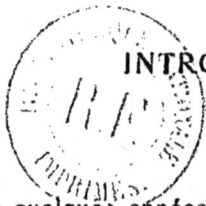

INTRODUCTION

Depuis quelques années, l'atoxyl a été employé dans le traitement d'un grand nombre de maladies, il y a quelques mois seulement on a commencé à l'appliquer à la syphilis.

Devant les résultats heureux obtenus par divers pathologistes, M. le professeur Vedel a essayé ce nouveau médicament dans son service de clinique des maladies syphilitiques et cutanées. Ces premiers essais furent de sa part l'objet d'une communication à la Société des sciences médicales de Montpellier (séance du 24 juin 1907).

M. Vedel, ayant eu par la suite à traiter de nouveaux malades, nous a conseillé de rapporter ces nouveaux cas ; et, en nous basant sur toutes ces observations, de faire de l'étude de l'atoxyl et de ses applications dans le traitement de la syphilis, le sujet de notre thèse inaugurale.

Dans notre travail, nous avons, dans un premier chapitre, donné un aperçu historique rapide des applications thérapeutiques de l'atoxyl.

Nous avons ensuite fait l'étude chimique, physique et physiologique de ce produit.

Dans un 3' chapitre, nous traitons la question thérapeutique, le mode d'emploi, les doses, les indications et les contre-indications de ce médicament.

Nous citons ensuite les résultats publiés jusqu'ici et ceux obtenus dans le service. Nous terminons par quelques conclusions.

VI

Nous ne saurions trop remercier M. le professeur Vedel de l'intérêt qu'il nous a témoigné au cours de ce travail et nous n'oublierons jamais que, grâce à ses conseils, grâce aux observations et aux documents qu'il nous a si aimablement fournis, nous avons pu faire de l'atoxyl une étude complète.

Nous remercions aussi nos maîtres de la Faculté de Montpellier, de l'enseignement qu'ils nous ont donné.

A M. le Professeur Grasset, nous exprimons nos très respectueux remerciements pour le très grand honneur qu'il nous a fait en acceptant la présidence de notre thèse.

L'ATOXYL

DANS

LE TRAITEMENT DE LA SYPHILIS

CHAPITRE PREMIER

HISTORIQUE

L'atoxyl fut employé pour la première fois en thérapeutique en 1902 par Shild, de Berlin (1). Il l'essaya dans toutes les dermatoses chroniques et le conseille surtout comme traitement des lichens et des psoriasis.

En 1903, Mendel (2) emploie l'atoxyl dans la scrofulose, les adénites tuberculeuses, l'eczéma, la neurasthénie et l'anémie. Il a constaté des effets très rapides et excellents dans cette dernière maladie ; les symptômes nerveux, tels que battements de cœur, maux de tête, disparaissaient rapidement et la peau ne tardait pas à prendre meilleure coloration.

Blumenthal (3), en 1907, l'emploie dans l'anémie.

---

(1) *Berliner Klinische Woschenschrift*, 1902, n° 15, p. 163.
(2) *Therap. Monatsh.*, 1903, p. 180.
(3) *Medical Klinik*, 1907.

MM. Lingard (1), Bruce (2), Laveran et Mesnil (3) avaient déjà reconnu l'heureuse influence de l'arsenic sur la marche des maladies à trypanosomes; mais c'est au D' Thomas que revient l'honneur d'avoir introduit l'ani-larsinate de soude dans le traitement de la maladie du sommeil (The experimental treatment of Trypanosomiasis in animals, Proceding of the royal society, B. 513, novembre 1905.)

Les résultats publiés par lui furent très concluants, et de toute part on se mit à essayer le nouveau produit.

Koch, dans le *Deutsch medical Wochenschrift*, 1907, déclare qu'en dix jours au plus les trypanosomes disparaissent du sang sous l'action du traitement, que ceux qui réapparaissent après la cessation du traitement sont rares et déformés, comme décomposés, et ne tardent pas à disparaître complètement.

Koch espère avoir trouvé dans l'atoxyl un produit agissant sur le Trypanosoma Gabiense comme la quinine sur l'Hématozoaire de Laveran.

En février dernier, M. Laveran présente à l'Académie de médecine un rapport sur la maladie du sommeil et sur les effets du traitement par l'atoxyl.

M. Laveran donne lecture de plusieurs observations de MM. Thiroux, d'Anfreville et Martin qui ont toujours obtenu des résultats excellents avec l'atoxyl, surtout dans un cas, où la guérison a été complète et rapide.

M. Laveran rapporte aussi des observations prises sur des animaux atteints de trypanosomiases.

« Si on injecte, dit-il, à un animal ayant de nombreux

(1) Report on Surra, Bombay, 1899.
(2) Tsésé fly disease.
(3) *Annales de l'Institut Pasteur*, 1902.

— 9 —

trypanosomes dans le sang de l'atoxyl à dose suffisante et qu'on examine le sang au bout de quatre à cinq heures, on constate généralement que le nombre des parasites est diminué, que les trypanosomes restant sont déformés, que leur protoplasma devient granuleux et qu'au bout de dix-huit à vingt-quatre heures les trypanosomes ont complètement disparu. »

Les analogies qui existent entre les trypanosomes et le treponema pallida ont conduit divers pathologistes à l'essayer dans la syphilis.

Lassar, professeur à Berlin, fut le premier à l'employer, mais alors sans succès, par insuffisance des doses. Salmon l'essaya avec succès à l'hôpital Saint Louis, à Paris, et dès lors s'ouvre une ère nouvelle pour le traitement de la syphilis par l'atoxyl.

M. Hallopeau reprit ces essais et traita plus de 120 syphilitiques.

Balzer (hôpital Saint Louis) l'a essayé sur dix malades.

MM. Uhlenhut, Hoffman et Rosher apportent trois cas de syphilis maligne précoce traités avec succès par l'atoxyl.

M. le Professeur Vedel a institué dans son service de clinique de l'hôpital Suburbain dès le mois d'avril 1907 le traitement de quelques cas de syphilis par l'atoxyl, et ses premiers résultats ont été communiqués à la Société des sciences médicales de Montpellier le vendredi 28 juin (1).

(1) Vedel et Cadillac : *L'Atoxyl dans le traitement de la syphilis*

CHAPITRE II

CONSIDÉRATIONS GÉNÉRALES SUR L'ATOXYL

1° ÉTUDE CHIMIQUE DE L'ATOXYL.

Considéré d'abord comme l'aniline métarsénique $C^6H^5AzH — AsO^4$, l'atoxyl fut reconnu tout récemment par MM. Ehrlich et Bertheim (*Berliner Klinische Woschenschrift*, 1907, n° 12) comme étant l'amino-phényl arsinate de soude :

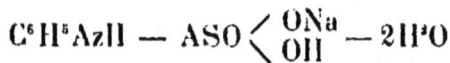

$$C^6H^5AzH — AsO \Big< {ONa \atop OH} — 2H^2O$$

En réalité, l'atoxyl a été découvert en 1863 par Béchamp, professeur à la Faculté de Montpellier, en chauffant l'arséniate d'aniline. Il le désignait à tort du nom d'ortho arsénanilide sodée et en donnait la formule suivante : $C^6H^5NHAsO^3NaH\ nH^2O$. La composition centésimale de ce produit, comme l'a montré Fourneau dans un article du *Journal de Chimie et de Pharmacie*, n° 11, 1er juin 1907, est identique à celle de l'aniline arsinate de soude.

M. Hallopeau préfère, à juste titre, le nom d'anilarsilate de soude, qui, dit-il, représente la formule exacte, à celui d'atoxyl, qui est de pure fantaisie, et répond à une idée erronée, car ce corps est loin d'être dépourvu de toxicité.

2° Propriétés chimiques et physiques

L'anilarsilate de soude se présente sous la forme d'une poudre cristalline blanche. inodore, à saveur alcaline, soluble dans environ six fois son poids d'eau froide et très soluble dans l'eau chaude. Sec, l'atoxyl se dissout facilement dans l'alcool méthylique, qui dissout peu le produit hydraté. Une solution à 10 % donne, avec les métaux lourds, les réactions suivantes :

Avec le sulfate ferreux, précipité vert olive insoluble dans un excès de réactif.

Avec le bichlorure de mercure, un précipité blanc insoluble.

Avec le chlorure de nickel, une solution limpide puis un précipité cristallin.

Avec le chlorure de cobalt, un précipité rose cristallin.

Avec le sulfate de magnésie, solution puis précipité cristallisé.

La fonction aniline restant libre dans l'atoxyl, ce corps donne toutes les réactions de l'aniline. C'est ainsi que l'anhydride acétique y agit pour fournir un dérivé acétylé dont le sel de soude, très soluble dans l'eau, ne donne plus les réactions de l'aniline.

3° Action physiologique

Les premiers essais physiologiques sur les animaux ont été pratiqués en 1902 par Blumenthal (*Berliner klinische Woschenschrift*, 1902), qui a établi que la dose toxique pour le lapin était de 0 gr. 50, par kilo d'animal, le médicament introduit par la voie buccale ; de 0 gr. 40 par la voie sous-cutanée, et de 0 gr. 20 par la voie intraveineuse.

Les phénomènes toxiques qui se produisent sont ceux de l'empoisonnement par l'arsenic. Blumenthal a injecté à un chien de 6 kilos la dose de 4 grammes ; le chien meurt au bout de deux jours sans avoir présenté aucun des phénomènes d'intoxication caractéristique de l'aniline.

L'examen des viscères a ensuite montré que l'animal était bien mort tué par l'arsenic.

L'atoxyl contient 29 % d'arsenic beaucoup moins riche que le cacodylate de soude qui en contient 46,87 %. On comprend ainsi que l'on puisse arriver à injecter des doses relativement élevées sans occasionner d'accidents.

Est-ce l'arsenic ou est-ce l'aniline qui agit ? On ne peu faire que des suppositions. De deux choses l'une : ou bien l'anilarsinate de soude est décomposé rapidement en acide arsénieux ou arsénique et aniline : dans ce cas on ne s'explique pas qu'il soit si peu toxique ; ou bien il n'est décomposé que très lentement ne mettant même pas en liberté en un jour la quantité d'acide arsénique équivalente à celle qu'on administre généralement et alors c'est son action rapide qui est inexplicable.

Il faut admettre alors que l'action est produite non par les ions arsenic ou aniline, mais par un corps organique contenant à la fois les radicaux aniline et arsenic.

L'organisme peut en supporter des doses assez fortes sans réagir aucunement ; mais dès que la limite de tolérance est dépassée, des phénomènes ne tardent pas à se produire. Les malades ressentent des douleurs abdominales très violentes, des nausées, des vomissements, de la diarrhée, du refroidissement des extrémités, de la stran-

gurie, des crampes très violentes ; le poids des vête-
ments leur devient intolérable. Hallopeau a observé des
lipothymies chez une jeune femme. Il a vu survenir dans
des cas d'intolérance des éruptions caractérisées soit par
des taches érythémateuses, soit par des saillies avec rougeur des follicules pilosébacés, soit par des pétéchies.

M. Hallopeau tout dernièrement, dans la séance de
l'Académie de Médecine du 9 juillet, cite un cas d'amau-
rose survenu chez une femme que l'on avait soumise pendant 26 jours à un traitement intensif par l'atoxyl. Il a
aussi remarqué des troubles passagers de la vision chez
deux autres malades.

Dans une conférence londonienne sur la prophylaxie de
la maladie du sommeil, on a signalé 6 cas de troubles
visuels sur quatorze sujets soumis à l'atoxyl.

Il est rare cependant que ces phénomènes prennent
cette allure inquiétante ; le plus souvent ils sont bénins et
de courte durée.

CHAPITRE III

THÉRAPEUTIQUE

Dans l'emploi de l'atoxyl, on devra tenir compte de plusieurs conditions :

1° De la nature du produit.

2° De son mode de stérilisation, de la stabilité des solutions.

3° De la taille, de la corpulence et de l'âge du sujet.

4° De son état général, de son idiosyncrasie.

5° De l'accumulation du produit dans l'organisme.

1° *Nature du produit.* — Des différences tant au point de vue chimique qu'au point de vue toxique ont été constatées entre les produits allemands et les produits français.

Dans un rapport à l'Académie de médecine (1), M Hallopeau cite des expériences faites par M. Duret sur les produits allemands et français. Le produit allemand est plus dense. Il cristallise différemment.

Donne à froid avec l'azotate d'argent un précipité blanc rougeâtre abondant, coloration indiquant la présence d'arséniates et d'arsénites en liberté. A l'ébullition avec ce même réactif, le produit allemand donne un précipité

(Bulletin du 11 juin 1907, N° 24, p. 723.)

rougeâtre encore plus abondant. Avec le produit français
cela n'a pas lieu.

M. Hallopeau a remarqué que les produits allemands
étaient aussi beaucoup plus toxiques. Il a employé les
deux ; les premiers ont provoqué des phénomènes d'intolérance dans 50 °/₀ des cas et les seconds dans 17 °/₀.
Avec le produit français il a pu arriver impunément jusqu'à des doses de 5 gr. 50 et même 7 gr. 5 en 3 semaines ;
tandis que Brenning a constaté chez deux malades, à
qui il avait injecté : au premier 1 gr. 80 d'atoxyl en 2 injections, au second 2 gr. en 12 injections, les accidents sui-
vants : Au premier jour maux de tête, vertige, prostration,
fièvre, anorexie, vomissements, dureté d'oreille et séche-
resse gutturale, deux jours après rétention complète
d'urine accompagnée de toux sèche et de somnolence.
De même Waelsh a vu des accidents notables se manifester après injection de 2 gr. 61 d'atoxyl en 24 injections.

Il conviendra donc d'administrer les produits allemands
à des doses moins élevées.

M. Hallopeau a pu, en employant le produit français,
arriver impunément jusqu'à des doses de 5 gr. 50 et
même 7 gr. 50 en trois semaines. M. le professeur Vedel s'est toujours dans sa clinique servi d'un même
produit allemand, il n'a cependant jamais constaté d'aussi
graves phénomènes d'intolérance.

2° *Stérilisation et stabilité des solutions.* — Les solutions d'atoxyl ne supportent pas les températures élevées.
Elles s'altèrent déjà à l'ébullition et à plus forte raison à
l'autoclave à 105°-120°. A 125°, elles sont presque complètement dédoublées en aniline et arséniate monosodique.

Il est donc nécessaire de stériliser à la plus basse température possible.

A l'Hôpital Suburbain, M. le professeur Jadin, pharmacien en chef, place sa solution dans un madras et la fait chauffer au bain marie. L'eau du bain est portée à l'ébullition pendant un quart d'heure. La solution contenue dans le flacon arrive à 90° au début de l'ébullition du bain, à 91° après trois minutes, mais ne dépasse pas 91°. M. Jadin n'a jamais constaté aucune décomposition. Ces solutions sont suffisamment stérilisées, aucun accident n'a jamais été occasionné par les piqûres.

Les solutions d'anilarsinate de soude sont loin d'être stables, elles s'altèrent malheureusement très rapidement et au bout d'une quinzaine de jours elles ont tendance à se dissocier et donner lieu à la formation de produits chimiques beaucoup plus toxiques.

Il est donc essentiel de faire toujours usage de produits fraîchement préparés sous peine de voir se produire des phénomènes d'intoxication grave.

3° *Taille, corpulence, âge.* — On devra toujours tenir compte de la taille et de la corpulence du sujet. Hallopeau a observé des accidents pénibles chez deux femmes de petite taille. Ce n'est cependant pas une règle absolue ; car il a aussi constaté des phénomènes d'intolérance chez un malade de très grande taille et de forte constitution. M. le Professeur Vedel est arrivé sans avoir d'accidents à un total de 7 gr. 25 chez une femme de 25 ans qui ne pesait que 41 kilos. L'âge aussi est à considérer. M. Hallopeau a vu survenir après 1 gr. 75 en trois piqûres à deux jours d'intervalle des accidents chez un vieillard très fort et très bien conservé.

4° *L'état de santé générale* peut aussi avoir de l'influence Il sera imprudent d'administrer des doses élevées à des

cardiaques et à des albuminuriques. Hallopeau cependant
cite le cas d'une femme atteinte de cachexie cancéreuse
qui urinait 0 gr. 50 d'albumine par litre et qui a cependant bien toléré cinq injections de 0,70 et 0,75.

Nous avons vu dans le service un malade atteint de
stomatite mercurielle et dont les urines présentaient des
traces d'albumine, avoir bientôt, quoique soumis au traitement atoxylé, des urines normales.

Certains individus, plus susceptibles que d'autres, pourront réagir plus facilement et ne supporter que difficile-
ment de faibles doses alors que rien dans leur organisme
ne faisait prévoir cette non-réceptivité.

5° *Accumulation du produit dans l'organisme.* — Il
faudra aussi tenir compte de l'accumulation du produit
dans l'organisme.

Jamais les accidents ne se produisent après les premières injections. Les essais de Thomas, de Koch, de
Thiroux, de d'Anfreville, de Martin dans la maladie du
sommeil, de Salmon et Hallopeau dans la syphilis, l'ont
nettement montré.

Hallopeau a constaté des accidents dès qu'il arrivait à
5, 6 grammes d'atoxyl injecté. Le début de ces phénomènes était souvent soudain sans que rien n'ait fait
prévoir leur apparition.

Hallopeau cite le cas d'une de ses malades traitée pour
du lichen, qui avait reçu le matin une 5e injection de 0,50
centigrammes, plus une solution de 0,25 que la malade
employait pour badigeonner des plaques de lichen buccal ;
cette malade se promène au bois dans la journée sans
éprouver de malaise ; le soir des troubles inquiétants ont
éclaté.

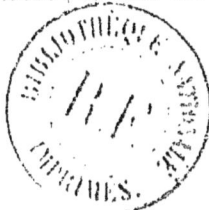

2

L'accumulation du produit dans l'organisme peut seule expliquer ce début brusque des phénomènes d'intolérance. Le produit s'y accumulerait petit à petit, et il suffit alors d'une dose très faible pour que la mesure de tolérance soit dépassée.

CHAPITRE IV

ÉTUDE CLINIQUE DE L'ATOXYL

Mode d'emploi. — B. Rodhen (*Memoranda medica*, N° 1) conseille, l'atoxyl étant mal supporté par l'estomac, de le faire prendre associé à l'ichthyosalicyl sous forme de pilules ; il est ainsi, dit-il, parfaitement toléré.

Mendel (*Therap. Monatsh*, 1903, page 180) avait d'abord donné le médicament par la voie buccale ; mais s'étant aperçu que les malades ne tardaient pas à perdre l'appétit, il emploie les injections.

Todd (*British medical Journal*, 1906, page 1098) dit que l'atoxyl ne doit pas être donné par la bouche, car il est altéré par les acides de l'estomac, mais doit être administré en injections intra-veineuses ou hypodermiques.

D'après Mendel les injections intra-veineuses seraient beaucoup mieux tolérées que les injections intra-musculaires.

D'après Biringer, au contraire, les injections sous-cutanées seraient mieux supportées.

Pour Salmon : « Localement, dit-il, l'injection ne » cause ni douleur, ni induration, ni abcès, ni aucune des » réactions provoquées par l'action caustique des sels de » mercure sur les tissus ».

M. Vedel et nous-même avons constaté dans le service que les malades supportaient très bien les piqûres. Un des malades à qui on avait fait il y a quelque temps une série de piqûres au biiodure trouve celles à l'atoxyl beaucoup moins douloureuses.

L'atoxyl a toujours été dans le service employé en injections intra-musculaires. Il n'y a jamais eu de réactions locales appréciables.

Nous conseillons donc les injections intra-musculaires comme étant le meilleur mode d'emploi.

Doses. — Shild débute par 0,01 d'atoxyl puis 0 gr. 08 et continue progressivement de façon à arriver à 0,20 pour la cinquième injection.

Mendel emploie la solution à 15 % qui a l'avantage sur celle à 20 % de ne pas cristalliser par refroidissement. Il injecte 0,20 tous les deux jours pendant trois ou quatre semaines.

Lassar au début n'injectait que 0,20, mais n'ayant constaté aucun effet appréciable sur les manifestations syphilitiques, il pousse la dose jusqu'à 0,50 tous les deux jours pendant deux semaines.

Salmon emploie des doses variant de 0 gr. 50 à 1 gr., dose maxima qu'il n'a jamais dépassée. Il a utilisé plus de 100 doses au-dessus de 0,50 centigr. Il conseille la technique suivante : Introduire rapidement 1 gr. 50 dans l'organisme, puis 0 gr. 50 tous les deux jours pendant deux ou trois semaines. Il conseille la solution à 15 % stérilisée deux minutes à l'ébullition.

Hallopeau va jusqu'à 0,75 centigr. par injections. Il conseillait d'abord la dose de 7 gr. 50 en trois semaines. Mais des accidents graves survenus dans son service lui ont fait adopter (Séance de l'Académie du 9 juillet) la méthode suivante : trois injections à deux jours d'intervalle, la première de 0,75 centigr., la deuxième de 0,60, la troi-

sième de 0,50, reprendre après un certain temps de repos;
quinze à vingt jours environ.

M. le Professeur Vedel emploie la solution à 12 gr. 50 %,
et injecte de 2 à 4 centimètres cubes, soit 0,25, soit
0,50 centigrammes. Chez une malade pesant 41 kilogr.
il est arrivé sans occasionner aucun accident à 7 gr. 25
d'atoxyl injecté en 50 jours.

Il faut pendant toute la série d'injections, surveiller
attentivement le malade et, si des douleurs gastriques ou
abdominales, du malaise général, des sensations de pesan-
teur dans les membres survenaient, il faut interrompre
immédiatement le traitement, le malade accusant par ces
symptômes des phénomènes d'intolérance.

Faut-il renouveler les séries d'injections ? — Salmon et
Hallopeau ont constaté la réapparition d'accidents syphilitiques chez des sujets déjà traités avec succès par une
première série d'injections.

Combien faudra-t-il en faire ? — L'application de ce
produit dans la syphilis est encore trop récente pour que
l'on puisse être catégorique sur cette question. Des essais
raisonnés et prudents pourront seuls montrer si un
organisme, déjà soumis à plusieurs séries de traitement
atoxylé, continuera à tolérer ce produit et si on ne risquera
pas de provoquer chez ce malade des accidents d'arséni-
cisme chronique.

*Doit-on employer exclusivement l'anilarsinate de soude
dans le traitement de la syphilis?* — Les effets du mercure
et de l'iodure sont trop incontestables pour qu'on aban-
donne ces médicaments, où qu'on les relègue au second
plan, dans le traitement de la syphilis.

Le mercure est jusqu'à maintenant le seul spécifique de la vérole qui soit connu à fond dans ses effets, dans ses doses, son mode d'emploi et son action sur l'organisme.

Il serait téméraire et même imprudent actuellement, de traiter un malade par l'atoxyl seul.

Nous ne pouvons nier, comme le montrent les observations de Salmon et d'Hallopeau, que l'atoxyl n'ait une réelle action sur le treponema pallida ; nous le pouvons d'autant moins qu'une expérience de M. Metchnikoff sur des macaques le démontre d'une façon indéniable.

Voici in extenso le résumé de cette expérience que Metchnikoff a communiqué à Hallopeau (*Bulletin de l'Académie de Médecine*, n° 23, page 711).

« On inocule sept singes macaques avec un même virus syphilitique ; puis, pendant la période d'incubation de la vérole, on injecte à deux de ces animaux une certaine dose d'atoxyl. Or, tandis que chez les cinq singes, non soumis au traitement arsenical, on voit apparaître le chancre, les deux macaques traités ne présentent aucun accident visible de syphilis. »

Si nous ne considérons pas l'atoxyl, vu le peu de succès obtenus dans le service, comme un remède vraiment spécifique, nous devons cependant le compter comme un adjuvant sérieux.

M. Fournier a donné au traitement spécifique le nom de traitement chronique intermittent ; on doit le prolonger quatre années environ, couper la cure mercurielle de repos parce que le mercure administré pendant trop longtemps devient nuisible et qu'il perd à la longue sa puissance curative, puissance qu'il récupère après un certain temps de désaccoutumance.

On pourra donc pendant les périodes de repos traiter le malade par l'anilarsinate de soude,

S'il n'agit pas comme remède spécifique, il agira sans contredit comme tonique puissant.

Le mercure et l'atoxyl ne devront jamais être associés.

M. Hallopeau (Rapport à l'Académie de Médecine, 15 juin, p. 722) dit: « Il a été constaté dans des expériences que le sublimé dissociait l'atoxyl ; on peut supposer, avec vraisemblance, qu'il en est de même des sels organiques de Hg qui se forment dans le sang et dans les tissus à la suite d'injections d'huile grise ; il est donc à craindre que de ce chef l'anilarsinate de soude ne soit dissocié et qu'il n'en résulte des accidents. »

M. Hallopeau rapporte à l'appui de cette supposition le cas d'une malade chez laquelle on avait dû à la suite d'accidents supprimer le traitement atoxylé. Neuf jours après la cessation du traitement, les mêmes phénomènes d'intolérance ont reparu sous l'action d'une injection d'huile grise.

Il est indéniable que la réapparition de ces phénomènes est due à l'huile grise. On ne devra donc jamais associer au traitement hydrargyrique le traitement anilarsinaté.

Action thérapeutique. — Lassar, de Berlin, ayant d'abord employé des doses trop faibles, n'obtint aucun résultat. Ayant repris ses essais à des doses plus élevées, il obtint d'excellents résultats, et le 15 mai il fait à la Société médicale de Berlin une communication sur vingt-cinq cas améliorés par l'atoxyl.

Salmon (dans le Compte-rendu de la Société de biologie, séance du 13 avril) déclare que la réaction modificatrice se manifeste dans toutes les périodes, primaire, secondaire et tertiaire de la vérole ; il l'a constatée sur des roséoles, papules, plaques muqueuses, gommes, glossite tertiaire.

Dans deux cas la céphalée de la vérole cesse 18 heures après l'injection. Chez 5 malades les papules s'affaissent, se décolorent d'une façon visible vers le troisième jour, des gommes s'améliorent rapidement; la disphagie et l'angine syphilitique ont diminué en 2 ou 3 jours.

Il l'a employé aussi comme traitement d'épreuve dans un cas de syphilis douteuse, onze jours de traitement sans succès lui ont permis de conclure contre la vérole. Ce fut confirmé par l'insuccès de l'iodure et du mercure.

Hallopeau a obtenu des résultats identiques, il a remarqué que l'action du médicament a été surtout frappante dans des roséoles, des syphilides papuleuses, des ulcérations tertiaires. Il a vu des exostoses rétrocéder. Il cite le cas d'un malade atteint de syphilis maligne précoce, traité presque sans succès depuis deux ans par le mercure, chez qui des ulcérations grandes comme une pièce de vingt sous ont été complètement cicatrisées après la 6ᵉ injection de 0 gr. 75 d'anilarsinate de soude.

Il a vu des syphilides papulo-ulcéreuses des grandes et des petites lèvres disparaître rapidement. M. Hallopeau n'a constaté aucune action sur les leucoplasies linguales.

Des syphilides secondaires ulcéreuses ont cependant été parfois rebelles au traitement. M. Hallopeau a eu un insuccès chez un malade qui présentait des syphilides squameuses des mains.

M. Balzer, à l'hôpital Saint-Louis, a, sur dix malades traités dans son service, observé l'effacement d'une éruption papuleuse, d'une roséole très intense et de plaques muqueuses hypertrophiques. Il a vu des syphilides ulcérées et douloureuses s'améliorer rapidement.

A côté de ces résultats heureux il convient de rappeler les deux cas cités par Gaucher dans les Annales des maladies vénériennes (Observ. XII et XIII), cas dans lesquels l'atoxyl n'a donné absolument aucun résultat et dont l'un a été guéri par l'huile grise.

M. le professeur Vedel sur sept malades, soit traités, soit encore en traitement, n'a pas constaté des effets bien péremptoires.

Chez trois malades l'insuccès a été complet. Chez le malade de l'observation I, 7 gr. 50 d'atoxyl en 16 piqûres n'ont donné aucun résultat. Il convient d'ajouter qu'avant ce traitement par l'atoxyl une série de 9 piqûres d'huile grise à 0,05 centigr., n'avait donné aucune amélioration bien nette.

Chez la malade de l'observation II, 6 gr. 25 d'atoxyl en 50 jours n'ont amené aucun changement appréciable dans son état ; de nouvelles gommes sont apparues, ont évolué et se sont ulcérées. La malade se trouve à la fin du traitement dans le même état qu'au début. Dans le cours de la médication elle a présenté quelques légers phénomènes d'intolérance (coliques sans diarrhée, quelques vertiges et de légers maux de tête).

Dans le 3e cas (Observation III), 4 gr. 75 d'atoxyl en 32 jours n'ont amené aucune modification des lésions et n'ont pas empêché des ulcérations nouvelles de se produire.

La malade de l'observ. IV présente après 7 gr. 25 en cinquante jours, à côté d'éléments affaissés et brunis, d'autres éléments encore en activité.

Chez E. Auguste (observation V), 4 gr. 75 d'atoxyl en 25 jours ont fait rapidement disparaître des plaques muqueuses hypertrophiques du sillon génito-crural, mais à la date du 18 juillet on trouve une plaque muqueuse de la luette.

Nous avons constaté chez le malade de l'observ. VI

une amélioration de son état général ; sa stomatite a disparu, ses plaques muqueuses sont presque guéries.

La roséole a presque entièrement disparu et les forces
sont revenues.

Le malade, qui avait eu pendant les premiers temps de
son séjour à l'hôpital des traces d'albumine dans ses
urines, présente actuellement des urines normales.

Ce malade est le seul qui ait par de la diarrhée avec 4
ou 5 selles douloureuses par jour présenté des phénomènes d'intolérance Ces phénomènes ont duré du 13 au 18
juillet.

Chez le dernier malade (observation VII) on a constaté,
après avoir donné 3 gr. d'atoxyl en 12 jours, que le chancre
est guéri, la cicatrice assouplie, que la roséole a légèrement
pali. Les plaques muqueuses du début sont restées stationnaires, d'autres se sont montrées et sont actuellement en
pleine activité.

Le seul bon effet constaté a été la disparition de la
céphalée pendant quelques jours ; toutefois le malade a
présenté le dernier jour un peu de céphalée frontale passagère.

Nous devons signaler aussi que les malades n'ont présenté que quelques légers phénomènes d'intolérance. Ils
ne se sont jamais plaints et n'ont pas souffert de leurs
piqûres.

Des observations prises dans le service il ressort que
si l'atoxyl n'a pas eu d'effets péremptoires sur la syphilis
elle-même, il a plutôt agi favorablement sur l'état général
des sujets. L'effet tonique de l'atoxyl nous a paru appréciable dans quelques cas.

Nous ne pouvons cependant pas, après ces quelques
essais, affirmer à l'encontre des opinions exprimées,
que l'atoxyl n'a aucune influence sur les manifesta-

tions syphilitiques. Nous ne le pouvons pas, d'autant moins que le mode de traitement suivi dans le service a pu différer un peu de celui employé par Hallopeau. Peut-être qu'en employant une autre méthode thérapeutique on obtiendrait des résultats plus favorables. Qui sait si en suivant la méthode décroissante à doses plus fortes au début, on n'aurait pas des effets plus probants. La clinique nous le dira.

On est toujours obligé à des tâtonnements dans l'emploi d'un médicament nouveau et ce n'est que par des essais cliniques répétés que l'action thérapeutique, le mode d'emploi et les doses arrivent à être parfaitement connus.

Il conviendra de soumettre l'atoxyl à une expérimentation méthodique, d'autant plus sévère qu'il est à la fois un sel d'arsenic et un dérivé de l'aniline.

Quoi qu'il en soit, l'atoxyl est loin d'être, comme l'ont dit quelques auteurs, un remède spécifique de la vérole. Il serait téméraire et même imprudent de traiter actuellement un syphilitique par l'atoxyl seul.

Ce n'est qu'avec le traitement mercuriel que l'on obtiendra des succès certains, qu'on améliorera sûrement l'état d'un malade et que l'on fera disparaître rapidement chez lui les manifestations de la syphilis ; c'est le mercure seul que l'on devra pour le moment considérer comme le remède spécifique de la vérole.

L'atoxyl pourrait, comme le conseille actuellement Hallopeau, être réservé aux périodes intercalaires du traitement mercuriel.

OBSERVATIONS

OBSERVATION PREMIÈRE

(Clinique des maladies syphilitiques et cutanées (Service
de M. le Professeur Vedel)

François R...., de Cette, 28 ans, entre en mars 1907,
salle Ricord, n° 26, pour une infiltration gommeuse du
voile du palais qui a détruit la luette et déterminé au
niveau du pilier gauche et des amygdales des ulcérations
anfractueuses purulentes et bourbilloneuses. Le malade
éprouve de violentes douleurs de tête et la déglutition, particulièrement douloureuse, l'empêche de s'alimenter
comme il faut. Il s'amaigrit progressivement et son état
général est mauvais.

Chancre pénien, suivi de roséole, sans grands accidents muqueux il y a six ans. N'a pas à cette époque suivi
de traitement. Un traitement dans le service par l'huile
grise (9 piqûres de 0,05 centigrammes tous les cinq
jours) n'a pas été suivi d'amélioration bien nette.

Dans ces conditions, le 22 avril, le malade est soumis
au traitement par l'atoxyl. A ce moment-là, ses urines
avaient la composition suivante :

Urines : 1050.

Urée : 19,2.

Chlorures : 11,40.

Phosphates : 1,85.

Les injections sont faites tous les deux ou trois jours (3 fois par semaine). Les deux premières de 0,25 centigrammes en raison de l'état précaire du malade. A partir du 26 avril, les injections sont portées à 0,50 centigrammes. Le 6 mai, après 3 grammes d'atoxyl en 7 piqûres, l'examen des urines indique :

Urines : 1150.

Urée : 13,5.

Chlorures : 11.

Phosphates : 1,40.

Les injections sont continuées aux mêmes doses trois fois par semaine.

Le 13 mai, après 4 gr. 50 d'atoxyl en 10 piqûres, on constate toujours une céphalée très violente. L'infiltration gommeuse et les ulcérations palato-pharyngées n'ont pas subi de modifications bien nettes, elles sont à peu près stationnaires. On constate en outre une obstruction des fosses nasales, de l'otite gauche avec perforation du tympan, de la névralgie du trijumeau avec insensibilité de la moitié gauche de la langue, enfin de la diplopie avec paralysie du moteur oculaire gauche.

Le 17 mai, l'atoxyl est continué aux mêmes doses trois fois par semaine.

Le 22 mai, 6 grammes d'atoxyl en 13 injections. Les urines donnaient à l'analyse :

Urine : 1400.

Urée : 13,7.

Chorures : 5,80.

Phosphates : 1,35.

Légères traces d'albumine.

On fait encore 3 injections de 0,50 centigrammes

d'atoxyl, en sorte que le malade a pris du 22 avril au 29 mai 7 gr. 50 d'atoxyl en 16 piqûres.

Malgré ce traitement intensif, on ne trouve pas de modification appréciable des lésions syphilitiques. La paralysie oculaire persiste. On note seulement un peu d'atténuation des douleurs à la déglutition, atténuation qui permet à l'alimentation de mieux se faire, et à la sortie du malade qui s'accomplit à ce moment, si les lésions n'ont pas été sensiblement modifiées, il n'en est pas moins vrai que l'état général a subi une certaine amélioration.

A noter :

1° Pas d'accidents d'intolérance malgré le mauvais état général du malade. La seule chose à signaler ce sont des traces d'albumine constatées à la dernière analyse d'urine ;

2° Au cours du traitement est survenue une paralysie oculaire.

Il est donc à constater que chez ce malade l'atoxyl, qui n'a pas fait rétrocéder les lésions déjà existantes, n'a pu empêcher l'apparition de nouveaux accidents.

Le seul bon effet du traitement a été l'augmentation de l'appétit et des forces du malade.

OBSERVATION II

Clinique des maladies syphilitiques et cutanées (service de M. Vedel).

Virginie V...., a eu, étant nourrice, il y a 6 ans, un chancre syphilitique du sein, suivi de roséole et de lésions secondaires diverses.

Syphilis grave qui, bien que traitée, n'a cessé de se manifester par des accidents de tertiarisme précoce

En mai 1907, cette femme présente de la pigmentation du cou caractérisée par des plaques leucodermiques sur un fond mélanodermique, des plaques leucoplasiques de la pointe et des bords de la langue et une éruption de syphilides papulo-croûteuses, disposées symétriquement sur les épaules, la partie postérieure et supérieure des bras et des avant-bras. A côté de ces éléments, on trouve également des ulcérations gommeuses assez étendues au niveau des avant-bras, du dos et des jambes.

Le lundi 27 mai, on commence le traitement par l'atoxyl. Injections, trois fois par semaine, de 0.25 centigr.

Le 17 juin, après 1 gr. 75 d'atoxyl en 7 injections, on constate une amélioration assez sensible des lésions cutanées, affaissement des lésions papulo-tuberculo-croûteuse. Ulcérations en voie d'oblitération.

A partir du 17 juin, l'atoxyl est donné en injections de 0.50 centigr., deux fois par semaine.

Le 5 juillet après, 1 gr. 25. On constate que, malgré le traitement, de nouvelles ulcérations gommeuses se sont faites au niveau des avant-bras, alors que la cicatrisation des lésions papulo-squameuses est à peu près complète.

A la date du 18 juillet après, 6 gr. 25 (en piqûres de 0.50 centigr. tous les deux jours).

Au niveau de la jambe droite, où il existait une gomme indurée, l'ulcération de la gomme s'est faite. On constate au niveau de la jambe gauche, à la face externe du genou, deux ulcérations: l'une grosse comme une pièce de 10 sous, l'autre comme une pièce de 1 franc. Au niveau de l'épaule droite, une ulcération grosse comme une pièce de 0 fr. 20; au niveau de la partie moyenne du deltoïde, une ulcération grande comme une pièce de 2 francs, encore en activité. Au niveau de l'avant-bras droit, à côté d'ulcérations en voie de cicatrisation (diminution de volume, rougeur

franche du fond, aréole blanche, cicatricielle), il existe
une gomme en activité, grosse comme une petite noix et
dont le fond bourbilloneux est en voie de détachement.
Du côté de l'avant-bras gauche, les lésions sont à peu
près guéries, il existe seulement deux ulcérations à la
partie postéro-externe du coude en voie de cicatrisation.
On constate, sur le bord cubital, au niveau du 1/3 moyen et
du 1/3 inférieur, une autre ulcération dont les bords sont
à la fois surélevés et décollés. Processus encore en activité.

A eu quelques coliques sans diarrhée, de légers maux
de tête, quelques vertiges.

On pansait les gommes ulcérées avec de l'emplâtre de
Vigo. En somme, il n'y a pas d'amélioration depuis le
dernier examen et nous revenons à peu près à la fin du
traitement, au même état qu'au début, quoique une
amélioration passagère ait été constaté dans le cours de
la médication.

OBSERVATION III

Clinique des maladies syphilitiques et cutanées (Service de M. Vedel).

Antoine B..., 39 ans, charretier, entre à l'hôpital, salle
Benoit, n° 8, le 28 mai 1907. Alcoolique à cheveux gris, a
eu en décembre 1906, un chancre de la verge, traité dès le
début par des injections au biiodure (série de 20 piqûres
de 0,02 centigrammes tous les deux jours). Au deuxième
mois, roséole ; au troisième mois, plaques muqueuses et
éruption tégumentaire papulo-squameuse généralisée. Au
quatrième mois, explosion de gommes dermiques et sous-
cutanées au niveau des membres inférieurs. Les premiè-

res, du volume d'une noisette ; les deuxièmes, d'une noix
à un œuf.

Ces gommes, dont la plupart se sont ulcérées, ont été
traitées et guéries par une deuxième série de 20 piqûres
de biiodure et par l'iodure de potassium, à 2 grammes par
jour. Au cours de ce traitement, il est survenu cependant
une hémiparésie droite, qui a rétrocédé progressivement
dans l'espace d'une quinzaine de jours. Le malade quitte
l'hôpital blanchi.

Le malade rentre de nouveau un mois après dans le
service, en mai 1907. On constate d'une part, dans la
bouche, de nombreuses plaques muqueuses, avec ulcération de l'amygdale gauche ; d'autre part, au niveau de la
face, des épaules, du dos, des membres supérieurs et
inférieurs, en somme disséminée sur tout le corps, sauf
sur la partie antérieure du tronc, une éruption papulo-
squameuse, constituée pour la plus grande part par des
éléments associés en placard nummulaire ou circinés à
extension croûteuse, périphérique, alors que le centre est
plutôt lisse et déprimé. Il existe également sur les membres quelques pustules d'ecthyma.

Au niveau de la face, surtout à la racine du front, les
éléments papuleux sont devenus des tubercules fermes,
ulcéreux, ou ulcéro-croûteux.

Le 15 juin, on soumet le malade au traitement par
l'atoxyl. Du 15 au 26 juin, le malade a reçu trois fois par
semaine 0 gr. 25 d'atoxyl.

A partir du 26, on élève la dose à 0,50.

Le 28 juin, le malade ayant reçu 2,25 en sept piqûres
on ne constate aucune modification des éléments morbides
cutanés, seulement l'appétit est devenu meilleur et les
forces reviennent.

Du 28 juin au 17 juillet, on fait cinq piqûres de 0,50

3

centigr., le malade a ainsi reçu avec les injections précédentes 4 gr. 75.

Le 13 juillet, il a présenté des vertiges, mais il avait ressenti également des manifestations semblables, depuis plusieurs années et l'appétit s'est de nouveau amoindri.

Plaques muqueuses aux commissures.

Pas de changements appréciables. Sans doute quelques placards se sont affaissés, décroûtés et ont pâli ; mais la plus grande part persiste dans le même état et certains sont devenus le siège d'une ulcération en sorte que dans l'ensemble on ne peut admettre d'amélioration.

OBSERVATION IV

Clinique des maladies syphilitiques et cutanées (service de M. Vedel)

C... Juliette, 25 ans, entre une première fois, salle Ambroise Paré, le 4 août 1906. Rachitique, scoliotique, 41 k. 100, chancre de la grande lèvre droite en août 1906 suivi de roséole et plaques muqueuses avec quelques éléments papuleux sur les membres inférieurs. On fait à ce moment 20 injections d'Enésol à 0,12 centigr. tous les deux jours.

En décembre, hématémèse et ictère qui durent une quinzaine de jours. Après quoi nouvelle série d'injections mercurielles, cette fois biiodurées Sort fin janvier.

Rentre à nouveau à l'hôpital le 17 mai 1907 avec une éruption papulo-squameuse généralisée, constituée par des éléments soit isolés soit rassemblés en corymbe, soit conglomérés en placards. Ces syphilides sont particulièrement nombreuses au niveau du cuir chevelu, du front, du tronc en avant et en arrière et sont plus disséminées sur les membres. Syphilis pigmentaire du cou, quelques plaques muqueuses buccales.

A partir du 18 mai on fait des injections d'atoxyl à 0 gr. 25 trois fois par semaine. Après 2 gr. 25 pas d'amélioration appréciable.

Du 7 juin au 9 juillet on fait 10 piqûres de 0 gr. 50 2 fois par semaine. La malade a ainsi reçu 7 gr. 25 d'atoxyl.

Les éléments ont pâli et pris une teinte jaune brune, les papules se sont affaissées et se sont dépouillées de leurs squames. Mais à côté des éléments affaissés et brunis il existe encore quelques éléments en activité. Aucun phénomène d'intolérance n'a jusqu'alors été constaté.

L'appétit était meilleur et l'état général paraissait favorablement influencé, quand le 11 juillet au matin, la malade a présenté une légère hématémèse avec douleur stomacale spontanée et à la pression dans la région xiphoïdienne et dorsale correspondante, en même temps que de la diarrhée, sans douleur, diarrhée qui a duré 3 jours.

Il serait à croire que peut-être ce n'est pas l'atoxyl cause de ces accidents, la malade ayant déjà eu il y a quelque temps, alors qu'elle subissait un traitement mercuriel, des hématémèses et de l'ictère.

OBSERVATION V

Clinique des maladies syphilitiques et cutanées (service de M. Vedel)

E... Auguste, 25 ans, peintre, rentre salle Benoit, n° 11, le 15 juin 1907. Chancre du pubis il y a trois mois qui a duré un mois et demi. Depuis 10 à 12 jours a constaté la présence de la roséole. Présente actuellement des plaques muqueuses hypertrophiques suintantes dans les plis génito-cruraux et au niveau de l'anus.

On soumet le malade au traitement par l'atoxyl. Du 15 au 25 juin cinq injections de 0,25 centigr. d'atoxyl (trois fois par semaine). A ce moment (25 juin) les plaques muqueuses commencent à s'affaisser et ne suintent plus.

Les urines ont à cette date la composition suivante :
Urines : 1100.
Urée : 16,4.
Phosphates : 1,70.
Chlorures : 16,80.

A partir du 26 juin, les injections sont portées à 0 gr. 50.
Urine : 1450.
Urée : 12,7.
Phosphates : 1,30.
Chlorures : 11,30.

Le 10 juillet on peut considérer les lésions comme guéries. Le malade a pris à ce moment 4 gr. 75 d'atoxyl.

Les 24, 25 et 26 juin le malade a eu dans la soirée un accès fébrile avec frisson, chaleur et sueur, qui a été considéré comme paludéen, traité et guéri par la quinine. A partir de ce moment le malade a repris son traitement atoxylique sans présenter de nouveaux phénomènes fébriles.

Le 17 juillet le malade présente une petite plaque muqueuse sur la luette, il est vrai qu'il fume un peu.

Le fait saillant à noter est la disparition rapide des plaques muqueuses hypertrophiques.

OBSERVATION VI

Clinique des maladies syphilitiques et cutanées (Service de M. Vedel).

M. E..., âgé de 38 ans, entre à l'hôpital salle Ricord, n° 26, le 4 juillet 1907, pour stomatite mercurielle.

A eu à l'âge de 18 ans une fièvre typhoïde. Ce malade est très anémié et dans un grand état de faiblesse depuis une quinzaine de jours. Il a eu il y a deux mois un chancre du fourreau de la verge avec induration très marquée qui persiste encore. On trouve des traces de roséole en voie d'effacement sur la partie inférieure du tronc. Le malade n'accuse pas de céphalée nocturne. La bouche présente de nombreuses plaques muqueuses sur la voûte palatine, la luette, la face interne de la lèvre inférieure. Le malade prenait depuis dix jours deux pilules de proto-iodure de mercure. Les pilules ont occasionné chez lui une stomatite intense; les dents sont déchaussées et branlantes, les rebords alvéolaires et la face interne des joues sont couverts d'un enduit pseudo-membraneux, l'haleine est fétide, la salivation très abondante. Les urines contiennent des traces d'albumine.

On met le malade au régime lacté absolu. On pratique une désinfection soigneuse de la bouche à l'eau oxygénée; et on lui fait prendre deux fois par jour, matin et soir, un verre d'eau d'Uriage.

Le 5 juillet on commence les injections d'atoxyl à la dose de 0,25 seulement en raison de l'état d'affaiblissement du malade.

Le 7 juillet, le malade est moins déprimé, moins abattu,

parle plus facilement; aucun effet appréciable sur les plaques muqueuses n'est constaté.

Le 8 juillet, nouvelle piqûre de 0,25 centigr.

Urines du 8 juillet :

Quantité : 265 cc.

Réaction : acide.

Densité : 1,031.

Urée : 52,8 par litre.

Pas d'albumine, pas de glucose.

Phosphates : 1,25.

Chlorures : 4,60.

Urates de soude.

Le 9 juillet pas de modifications apparentes des plaques. Le malade paraît se remonter : la salivation diminue. Le malade ne présente aucun phénomène d'intolérance. La piqûre a été indolore, pas de réactions appréciables.

Urines du 9 juillet.

Quantité : 220 cc.

Densité : 1,031.

Réaction : acide.

Urée : 51 gr. par litre.

Glucose : 0.

Albumine : 0.

Phosphates : 4,35.

Chlorures : 4,50.

Acide urique : 1,6599.

Azote urique : 23,79.

Total de l'azote : 26,9.

Coefficient : 89 %.

Le 12 juillet, le malade est bien remonté, se trouve beaucoup mieux. On lui fait une piqûre de 0,25 d'atoxyl.

Le 13 juillet, le malade a eu la veille dans la soirée et cette nuit une diarrhée assez forte il est allé 5 fois à la selle,

Le 15 juillet, sa stomatite est guérie ; ses plaques muqueuses en voie de disparition ; on lui injecte 0,25 centigr.

Il continue à avoir 4 ou 5 selles douloureuses par jour.

Les plaques muqueuses sont en voie de disparition.

La roséole à peu près complètement disparu et les force du malade sont revenues.

OBSERVATION VII

Clinique des maladies syphilitiques et cutanées (service de M. Vedel).

R... Victor, 18 ans, entre à l'Hôpital, salle Ricord, n° 25, le 4 juillet 1907.

Le malade, âgé de 18 ans, n'a eu jusqu'à maintenant aucune maladie.

Le malade présente à la face supérieure du gland sur la ligne médiane une ulcération empiétant légèrement sur le sillon balano-préputial. Cette ulcération, grosse comme une pièce de dix sous, nettement couleur maigre de jambon, recouverte dans sa partie antérieure d'une membrane diphtéroïde, donne au toucher la sensation d'une induration très marquée. Adénopathie inguinale typique.

La poitrine, le dos, les lombes et la partie supérieure des fesses sont couverts de taches roséoliques très apparentes.

Le malade accuse avoir depuis quinze jours une céphalée nocturne très intense qui l'empêche de dormir.

Nous constatons aussi la présence dans la bouche de deux plaques muqueuses, l'une à la voûte palatine, près de la dernière grosse molaire gauche ; l'autre plus petite, à aspect diphtéroïde, sur l'amygdale gauche.

L'interrogatoire du malade ne nous donne que des

renseignements incomplets et douteux sur l'apparition de
ces manifestations.

Le chancre a débuté, dit-il, il y a environ un mois ; la
roséole est passée inaperçue. Sa céphalée date depuis
quinze jours et est devenue très forte ces derniers temps.
On soumet ce malade au traitement par l'atoxyl.

Piqûres intra-musculaires à la fesse.

Le vendredi 5 juillet, on fait une piqûre de 50 centigr.

Samedi 6 juillet, le malade déclare ne pas avoir souffert
de sa piqûre.

Lundi 8 juillet, la roséole toujours aussi apparente ; le
chancre a diminué sensiblement, la plaque diphtéroïde
qui le recouvrait en partie a disparu. La céphalée est
toujours aussi intense. On fait une deuxième piqûre de
0 gr. 50 d'atoxyl.

9 juillet. — Toujours de la céphalée ; la piqûre n'a pas
occasionné de douleurs.

10 juillet. — Le chancre est plus petit, la roséole aussi
apparente; mais, fait très important, le malade n'a presque
plus de céphalée nocturne et a pu dormir cette nuit. Le
malade accuse souffrir beaucoup moins de la gorge. On
fait une troisième piqûre de 0 gr. 50.

Le 13 juillet, le chancre est cicatrisé, la roséole encore
très nette, plaque muqueuse de l'amygdale gauche, de la
voûte palatine, près de la dernière molaire gauche.

Le 17 juillet, une sixième piqûre de 0 gr. 50. Le
malade a reçu en tout 3 grammes d'atoxyl.

On constate à l'examen que le chancre est guéri (a duré
40 jours environ) et la cicatrice assouplie; que la roséole,
quoique légèrement pâlie, est encore des plus nettes. On
constate que les plaques muqueuses du début n'ont pas
disparu et qu'il en est survenu d'autres sur l'amygdale
droite, sur la muqueuse labiale supérieure, sur la mu-

queuse jugale droite au niveau de la dernière grosse molaire droite. De plus, le malade a eu hier un peu de céphalée frontale passagère. Le seul bon résultat obtenu a été la disparition de la céphalée pendant quelques jours. Le malade n'a jamais accusé de phénomènes d'intolérance.

Observation VIII

Salmon (Compte rendu des séances de la Société de biologie, n° 10, p. 483, séance du 16 mars).

V. D...., syphilis datant de six mois. Syphilides papuleuses hypertrophiques généralisées sur les membres et sur la face. Traitement par l'anilarsinate de soude : trois injections de 0 gr. 50 en six jours, une injection de 1 gramme le dixième jour. Les papules passent par une phase d'affaissement, un changement de teinte, du rouge au brun, et finalement une macule brune et d'apparence cicatricielle marque la place de chaque papule. La guérison est complète en moins de deux semaines. Elle s'est montrée plutôt sur les membres que sur la face.

Observation IX

(Salmon. — Même bulletin).

B...., syphilis récente datant de deux mois environ, cicatrice du chancre sur la partie supérieure du sillon balano-préputial, induration persistant encore. Roséole papuleuse. On fait quatre injections de 50 centigrammes d'atoxyl en neuf jours. Les papules disparaissent rapidement, la roséole pâlit, s'atténue et finit par ne plus laisser de traces.

Observation X

(Salmon. — Même bulletin)

L...., syphilis récente. Roséole papuleuse. Le malade accuse une céphalée nocturne très intense. Se plaint de ne pouvoir dormir.

On injecte 3 gr. 30 en neuf jours. L'éruption avorte, la céphalée nocturne disparaît complètement.

Observation XI

(Salmon. — Même bulletin)

R...., Gomme syphilitique.

2 gr. 90 d'atoxyl en sept jours.

Le septième jour, la gomme est en voie de réparation rapide aussi nettement que si l'on avait donné de l'iodure ou du mercure.

Dans la séance du 13 avril de la Société de Biologie (Compte-rendu des séances, n° 12, page 581) Salmon donne une énumération de plusieurs cas traités avec succès.

Chancre de douze jours arrêté et cicatrisé en six jours — 2 gr. 50 d'atoxyl en 6 jours.

Papules généralisées disparues en quatorze jours — 4 gr. 20 d'atoxyl en 14 jours.

Papules disparues en quatorze jours — 3 gr. 10 d'anilarsinate en 7 jours.

Plaque muqueuse de la lèvre, grande comme une pièce

de cinquante centimes, fermée en 11 jours — après 4 gr. 80 d'atoxyl.

Plaque muqueuse de la lèvre, de trois centimètres de largeur, cicatrisée en dix-neuf jours — 6 gr. 30 d'atoxyl en 21 jours.

Syphilides psoriasiformes de la main effacées en douze jours — 3 gr. 40 d'atoxyl en 11 jours.

Glossite érosive (syphilis datant de 3 ans) transformée en sept jours — 3 gr. d'atoxyl en 6 jours.

Ulcère tertiaire (syphilis de 25 ans) de trois centimètres de largeur, réduit à quelques millimètres en douze jours — 2 gr. 90 d'atoxyl en 8 jours.

Ostéopériostite gommeuse du péroné, malade rétabli en moins de trois semaines (3 gr. 80 d'atoxil en 11 jours).

OBSERVATION XII

(Résumée)

(Lévy-Bing, *Annales des maladies vénériennes*, juillet 1907, pag. 520).

Lévy-Bing cite le cas d'une syphilis grave traitée sans résultat par l'atoxyl et guérie par le mercure.

C'était un homme de 42 ans, solide, bien portant. Chancre en 1902 suivi de roséole, plaques muqueuses.

Traitement par des injections de sublimé et de l'iodure de potassium à l'intérieur.

En 1907, cet homme est pris de troubles de la vue frappant l'œil droit (atrophie d'origine spécifique du nerf optique droit) ; cinq injections d'atoxyl, une tous les deux jours à la dose de 0,50 centigr.

Des phénomènes d'intolérance s'étant produits, on suspend le traitement.

L'œil gauche se prenant à son tour malgré l'atoxyl, on institue aussitôt un traitement mercuriel par des injections d'huile grise à la dose de 0,08 centigr. par semaine.

Le malade reprend des forces et son œil gauche recouvre l'acuité normale.

Des examens du sang pratiqués très souvent ont permis de constater que pendant le traitement atoxylé le nombre des globules rouges, plaquettes et globules blancs, restait stationnaire, qu'au contraire il augmentait dès la deuxième injection d'huile grise et, qu'après la cinquième, la formule sanguine était devenue presque normale

OBSERVATION XIII

(Résumée)

(M. Gaucher. *Annales des maladies vénériennes*, Juillet 1907).

Malade âgé de 19 ans 1/2, soigné pour la première fois dans le service de M. Gaucher pour un chancre induré de la verge et pour des syphilides du tronc et de la face en avril 1907.

Il sort de l'hôpital Saint-Louis, rentre alors à l'hôpital Ricord où on lui fait 7 injections d'atoxyl à 0,50. Un mois après la dernière injection, le malade rentre à nouveau à l'hôpital Saint-Louis avec une roséole de retour généralisée, à grands éléments, avec des syphilides érosives des amygdales et du voile du palais.

Chez ce malade l'atoxyl n'avait eu aucune action bien appréciable, puisqu'il n'a pu empêcher l'apparition de nouveaux accidents.

CONCLUSIONS

1° L'atoxyl ou anilarsinate de soude, produit contenant 29 % d'arsenic, ne doit être employé qu'avec beaucoup de prudence en raison des phénomènes d'intolérance qu'il peut provoquer.

2° On ne se servira que de solutions fraîchement préparées à 12,50 pour 100 stérilisées à basse température ; l'injection intra-musculaire sera considérée comme le meilleur mode de traitement. Les doses les mieux indiquées paraissent être celles de 0,50 renouvelées 2 ou 3 fois par semaine pendant 3 semaines, un mois environ.

3° Nous ne pouvons, pas après les résultats douteux obtenus dans le service, considérer ce médicament comme un remède spécifique de la vérole. Toutefois son action tonique pourra faire de lui un adjuvant ; il sera utile de l'employer dans la syphilis en faisant coïncider les périodes du traitement atoxylique avec les périodes de repos du traitement mercuriel, n'employant un de ces deux médicaments que lorsque l'élimination du produit, précédemment employé, sera complète.

BIBLIOGRAPHIE

Shild. — Berliner Klinische Woschenschrift, 1902, n° 15, pag. 169.

Mendel. — Therap. Monatsh, 1903, pag. 180.

Blumenthal. — Medical Klinik, 1907.

Lingard. — Report on Surra, Bombay, 1899.

Bruce. — Tsésé fly disease.

Laveran et Mesnil. — Annales de l'Institut Pasteur, 1902.

Laveran. — Bulletin de l'Académie de Médecine, n° 9, séance du 26 février 1907, pag. 325.

Koch. — Berliner Klinische Woschenschrift, 1907.

Fourneau. — Journal de Chimie et de Pharmacie, 1er juin 1907, n° 11.

Rhoden. — Memoranda medica, n° 1.

Todd. — British medical Journal, 1906, pag. 1098.

Salmon. — Compte rendu des séances de la Société de Biologie, n° 10, pag. 483. Séance du 16 mars 1907.

— Compte rendu des séances de la Société de Biologie, n° 12, pag. 581.

Hallopeau. — Bulletin de l'Académie de Médecine, n° 23, pag. 702.

— Bulletin de l'Académie de Médecine, n° 24, pag. 722.

— Bulletin de l'Académie de Médecine. Séance du 9 juillet.

Lafay. — Journal La Clinique du 10 mai 1907, pag. 295.

Lévy-Bing. — Annales des maladies vénériennes, juillet 1907, pag. 528.

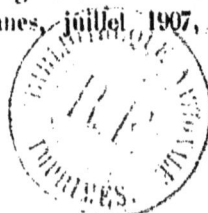

www.ingramcontent.com/pod-product-compliance
Lightning Source LLC
Chambersburg PA
CBHW070748220326
41520CB00052B/3209